AF296159

SUR QUELQUES SYMPTÔMES

QUI PEUVENT SE MONTRER

CHEZ LES HÉMIPLÉGIQUES

PAR

M. Paul DIGNAT

INTERNE PROVISOIRE DES HÔPITAUX DE BORDEAUX.

L'hémiplégie d'origine cérébrale n'est pas, comme semble l'indiquer son nom, une paralysie de tous les muscles d'un côté du corps, les muscles du côté opposé conservant intégralement leur motricité. Dans l'hémiplégie totale, vulgaire, résultant d'une lésion destructive corticale ou centrale d'un hémisphère cérébral, la paralysie n'atteint jamais également tous les muscles d'une moitié du corps : certains groupes musculaires sont toujours épargnés. C'est ainsi que, chez les hémiplégiques qui ont traversé la période apoplectique, on n'observe jamais aucun trouble notable et permanent de la motilité des muscles de la colonne vertébrale, de la nuque, du cou, des globes oculaires, du larynx, non plus que des muscles abdominaux ou du diaphragme. La déviation conjuguée des yeux, la rotation de la tête, les troubles respiratoires sont des phénomènes accessoires de l'ictus apoplectique. Ils indiquent, quand ils existent, un trouble grave du fonctionnement des centres bulbaires ou protubérantiels, mais ils ne dépendent vraisemblablement pas de la perte de fonction d'une partie limitée du cerveau proprement dit, car jamais on ne constate, chez les hémiplégiques anciens, quel que soit le siège de la lésion cérébrale initiale, de déviation paralytique permanente des globes oculaires, de la tête ou de la colonne vertébrale ; jamais ces malades ne présentent d'aphonie ou de dysphonie résultant d'une paralysie des muscles d'une moitié du larynx ni de troubles de la respiration.

Les seuls muscles qui restent paralysés à la suite d'une lésion destructive de la portion motrice des hémisphères cérébraux, sont les muscles des membres et certains muscles de la face du côté du corps opposé à la lésion cérébrale. C'est là un fait connu, signalé déjà par Boerhaave et vérifié depuis par tous les auteurs qui ont décrit, avec quelque soin, l'hémiplégie d'origine cérébrale. Mais, ce qui est moins connu, c'est que, consécutivement à des lésions unilatérales du cerveau, on peut observer certains troubles permanents de la motilité ou de la nutrition dans les deux côtés du corps.

Ces phénomènes bilatéraux de l'hémiplégie cérébrale présentent, au point de vue clinique, aussi bien qu'au point de vue de l'interprétation physiologique des fonctions du cerveau, un très grand intérêt. Dans les leçons cliniques qu'il a consacrées l'an dernier à l'étude de l'hémiplégie, M. le professeur Pitres a beaucoup insisté sur leur importance. Nous essaierons, en nous aidant des notes prises au cours de notre maître et de quelques observations recueillies dans son service, de résumer l'état actuel de nos connaissances sur cette intéressante question de pathologie cérébrale.

C'est sur les membres seulement qu'ont été observés les phénomènes bilatéraux consécutifs aux lésions unilatérales du cerveau, et, comme ces phénomènes se

présentent avec des caractères très différents aux membres supérieurs et aux membres inférieurs, il convient
de diviser leur description.

I.—Des troubles bilatéraux dans les membres supérieurs.

Le membre supérieur du côté hémiplégié est toujours
affaibli,plus ou moins impotent ; souvent il est en outre
contracturé et présente de l'exagération des réflexes dits
tendineux, et de la trépidation épileptoïde. Le membre
supérieur du côté opposé à l'hémiplégie paraît, à un
examen superficiel, tout à fait normal. Jamais il n'est
raidi par la contracture secondaire ; aucun auteur n'a
indiqué qu'il pût être le siège de trépidation épileptoïde
ou d'exagération des réflexes tendineux. Le malade s'en
sert sans difficulté, sans gêne, sans hésitation.

Ce membre n'est cependant pas tout à fait normal. Sa
force est amoindrie. Il est toujours plus faible qu'avant
le début des accidents cérébraux, et cela dans des pro-
portions très notables ; car il résulte des recherches dy-
namométriques de M. Pitres (1) que, chez les hémiplégiques, le membre supérieur du côté non paralysé a
perdu en moyenne 38,5 0/0 de ses forces. La diminution de la force du membre supérieur du côté opposé à
l'hémiplégie n'est pas le résultat de troubles généraux
de la nutrition, consécutifs au repos forcé auquel sont
condamnés les hémiplégiques. Elle est en effet d'autant
plus considérable que l'hémiplégie est plus récente.
Pendant les premiers jours qui suivent la période apoplectique initiale, la force est très amoindrie dans le
membre supérieur non paralysé, elle augmente ensuite
progressivement, sans revenir au chiffre qu'elle attei-

---

(1) Pitres. — *Notes sur l'état des forces chez les hémiplégiques.*
In *Archives de Neurologie,* n° 10, 1882.

gnait avant le début de l'hémiplégie. L'observation suivante montre cette marche régulièrement ascendante de l'état des forces :

OBSERVATION I. — Royer, 54 ans, frappé d'apoplexie le 16 décembre 1882, est, depuis cette époque, hémiplégique du côté gauche. L'hémiplégie est totale (face et membres), mais incomplète en ce sens que la motilité n'est pas complétement abolie dans les membres du côté paralysé. Diminution de la sensibilité dans la moitié gauche du corps. Amélioration assez rapide de l'hémiplégie. L'exploration dynamométrique du membre supérieur droit non paralysé et jouissant en apparence de toutes ses propriétés motrices a donné :

Le 20 décembre 1882. . . .	23	kilos.
— 22 —	29	—
— 24 —	30	—
— 19 janvier 1883	32	—
— 30 —	38	—

Quand, au contraire, l'hémiplégie doit se terminer par la mort, les forces diminuent progressivement dans les membres du côté sain, ainsi que le montre l'observation suivante.

OBSERVATION II. — Le nommé Renz, âgé de 66 ans, frappé d'apoplexie le 17 avril 1882, est transporté à l'hôpital le 24 du même mois. — Hémiplégie totale et complète gauche. — Eschare rapide sur la fesse gauche. — Mort le 18 mai.
L'exploration dynamométrique du membre supérieur droit du côté opposé à l'hémiplégie donne :

Le 25 avril	38	kilos.
— 28 —	36	—
— 6 mai	32	—
— 9 —	23	—
— 11 —	12	—
— 18 —	9	—

En résumé, dans l'hémiplégie d'origine cérébrale, le membre supérieur du côté opposé à l'hémiplégie présente toujours un affaiblissement notable de la force musculaire. On n'observe jamais sur ce membre d'autre

trouble fonctionnel important : jamais il n'est le siège
de trépidation épileptoïde ni de contracture secondaire.

II.—Des troubles bilatéraux dans les membres inférieurs.

Les symptômes qui s'observent le plus souvent dans
le membre inférieur du côté de l'hémiplégie sont :
l'affaiblissement musculaire, l'impotence fonctionnelle,
l'exagération des réflexes tendineux, la trépidation épileptoïde, la contracture secondaire. Tous ces symptômes
sans exception peuvent, dans certains cas, exister à la
fois sur les deux membres inférieurs, bien que la lésion
du cerveau ne siège que sur un seul hémisphère. Une
seule lésion cérébrale peut aussi provoquer des eschares
rapides sur les deux fesses et des dégénérations secondaires bilatérales de la moelle. Nous étudierons successivement chacun de ces phénomènes.

A. *Diminution de la force musculaire.*—Dans tous
les cas d'hémiplégie cérébrale, le membre inférieur du
côté opposé à l'hémiplégie est notablement affaibli. En
mesurant comparativement la force de pression développée par des sujets sains et par des sujets hémiplégiques, on constate que, chez ces derniers, le membre inférieur du côté non paralysé perd, en moyenne, 50 0/0 de
ses forces. La perte des forces est donc proportionnelle-
ment plus grande dans le membre inférieur (50 0/0) que
dans le membre supérieur (38,5 0/0). Il n'est pas rare de
rencontrer des hémiplégiques ou plutôt des hémiparéti-
ques chez lesquels la force de pression est sensiblement
égale dans les deux membres inférieurs, bien que la
gêne et l'incertitude des mouvements volontaires n'existent que du côté hémiplégié ; quelquefois même le membre inférieur du côté hémiplégié donne, au dynamomètre, une force de pression un peu plus élevée que le
membre du côté opposé.

*

De même que pour le membre supérieur, les forces sont très notablement diminuées aussitôt après l'ictus apoplectique ; elles reviennent ensuite progressivement si l'hémiplégie doit guérir, et diminuent au contraire de plus en plus si la maladie doit se terminer par la mort. Voici un exemple de retour rapide des forces dans les membres inférieurs.

OBSERVATION III. — Boutineau, 50 ans, frappé d'hémiplégie, sans perte de connaissance, le 5 juillet 1882, entre à l'hôpital, le 7 du même mois. — Hémiplégie gauche incomplète portant uniquement sur les membres. — Réflexes rotuliens exagérés des deux côtés. — L'exploration dynamométrique des membres inférieurs donne :

	Membre inférieur droit.	Membre inférieur gauche.
Le 8 juillet 1882.	14 kilos.	16 kilos.
— 9 —	17 —	18 —
— 10 —	19 —	20 —
— 11 —	20 —	20 —
— 14 —	26 —	30 —
— 18 —	34 —	31 —
— 23 —	40 —	36 —

On remarquera que, dans les premiers jours qui ont suivi l'ictus apoplectique, la force de pression au dynamomètre était un peu plus élevée dans le membre inférieur gauche (côté paralysé) que dans le membre inférieur droit, qui jouissait de l'intégrité des mouvements volontaires. Plus tard, au contraire, la force devint plus considérable dans le membre sain que dans le membre du côté de l'hémiplégie. Ces faits sont extrêmement curieux, et, bien qu'il soit difficile, dans l'état actuel de nos connaissances, de les expliquer physiologiquement, ils méritent de fixer l'attention.

B. Impotence fonctionnelle. — Le plus souvent, le membre inférieur du côté opposé à l'hémiplégie est simplement affaibli. Le malade peut exécuter avec lui tous les mouvements volontaires. Aussi, dès le moment où l'inertie musculaire a disparu dans le membre du côté paralysé, le malade peut commencer à marcher. La plupart des hémiplégiques peuvent alors aller, venir et faire,en traînant plus ou moins la jambe paralysée,des courses relativement assez longues. Mais, il n'en est pas toujours ainsi, et quelques malades ne retrouvent que très tardivement ou ne récupèrent jamais la faculté de marcher. Chez quelques-uns de ces malades, l'impossibilité de marcher tient à ce que les deux membres inférieurs sont le siège de contracture secondaire. Mais,chez d'autres, l'impotence fonctionnelle n'est liée à aucune rigidité musculaire appréciable. Etendus dans le lit, ils peuvent, sans difficultés, imprimer au membre inférieur non paralysé tous les mouvements volontaires qu'on leur demande d'exécuter ; ils peuvent lever la jambe, la fléchir, l'étendre, la porter dans telle ou telle direction déterminée; et cependant,si on essaye de les faire lever, et si on leur commande de marcher, on constate avec surprise qu'ils peuvent à peine se tenir debout et qu'ils sont absolument incapables de se maintenir en équilibre, en portant alternativement leurs jambes au-devant l'une de l'autre.

Les cas de ce genre sont très difficiles à interpréter. Ils paraissent être le résultat d'une perturbation profonde des synergies musculaires, dont le fonctionnement régulier assure le maintien de l'équilibre pendant la station debout et pendant la marche. Ce qu'il y a de plus frappant dans ces cas, c'est la conservation des mouvements volontaires quand le malade est couché, coïncidant avec une véritable impotence des membres inférieurs quand le malade est debout.

« Il semble, dit M. Pitres, que les synergies musculaires,que met automatiquement en jeu l'acte de marcher, soient seules troublées et que l'impotence élective du membre dépende de certaines modifications dans ses rapports avec les centres de coordination médullaire, et non pas de la rupture de ses relations avec l'organe de la volonté. » (*loc. cit.*).

Quelle que soit l'interprétation qui leur convienne, ces faits existent et ne sont même pas très rares. Sur vingt hémiplégiques anciens, nous en avons ren-contré quatre, présentant les troubles de la marche dont nous nous occupons.

OBSERVATION IV. — Boulterat, Jean (hospice général de Pélegrin). — Hémiplégie gauche, depuis 11 ans. — Contrac-ture secondaire aux membres supérieur et inférieur gauches. Membres supérieur et inférieur du côté droit sains en appa-rence. — Le malade peut mouvoir, n'importe dans quel sens, l'un ou l'autre de ces membres, quand il est au lit. — Il ne peut ni se tenir debout, ni marcher.

OBSERVATION V. — Masse, 54 ans (hospice de Pélegrin). — Hémiplégie gauche, depuis 5 ans. — Contracture secondaire aux deux membres du côté gauche. Trépidation épileptoïde du pied gauche. Rien aux membres supérieur et inférieur du côté droit. Le malade, couché dans son lit, peut très bien remuer la jambe droite. — Il est incapable de se tenir debout et de marcher.

OBSERVATION VI. — Canal, 33 ans (hospice de Pélegrin). — Hémiplégie droite depuis 3 ans, avec contracture secondaire des deux membres du côté droit, plus forte pour le membre inférieur. Trépidation épileptoïde du pied droit. On n'observe aucune anomalie des membres du côté gauche, que le malade peut remuer dans tous les sens, aussi bien le membre inférieur que le supérieur, quand il est étendu dans son lit. Il ne peut cependant ni marcher, ni se tenir debout.

OBSERVATION VII. — Labarthe, 62 ans, (hospice de Pélegrin). — Hémiplégie gauche datant de 4 ans. Contracture assez forte du membre supérieur et du membre inférieur gauches. Pas de trépidation épileptoïde. Rien d'anormal aux membres du côté droit. La malade remue presque aussi bien ses deux membres inférieurs lorsqu'elle est couchée, ou seulement assisse. Elle ne peut pourtant ni se tenir debout, ni marcher.

Ajoutons, pour aller au-devant d'une objection possible, que, chez ces malades, l'impossibilité de marcher ne peut être expliquée par l'affaiblissement général, ni même par une faiblesse très grande des muscles du coté paralysé. Leur état général est relativement bon. Leur nutrition se fait bien ; ils ne souffrent d'aucune maladie intercurrente et la force de pression dans le membre inférieur non paralysé n'est pas au-dessous de la moyenne. Chez le nommé Masse (obs. V), par exemple, la pression du dynamomètre placé dans le creux poplité droit donne 16 kilos, et, chez le nommé Canal (obs. VI), la force développée dans ces conditions est mesurée par 5 kilos du côté droit hémiplégié et par 20 kilos du côté gauche. Beaucoup d'hémiplégiques capables de marcher longtemps sans trop de difficultés, donnent à l'exploration dynamométrique des chiffres beaucoup moins élevés.

C. Eschares rapides. — Les eschares rapides, sur les caractères et la valeur pronostique desquelles M. Charcot a attiré l'attention en 1868, se développent le plus souvent sur la fesse du côté paralysé, l'autre fesse restant tout à fait intacte. Quelquefois, cependant, les deux fesses sont envahies successivement ou simultanément par les taches érythémateuses ou ecchymotiques qui précèdent les eschares, et toutes deux deviennent le siège des ulcérations caractéristiques. Ces faits n'ont pas échappé à M. Charcot. Après avoir décrit le mode de formation de l'eschare du côté paralysé, il ajoute en effet : « Pendant que ces divers phénomènes se produisent du côté correspondant à l'hémiplégie, la fesse du côté opposé reste en général parfaitement indemne. Il peut arriver cependant qu'elle s'affecte à son tour de la même manière, mais toujours plus tardivement et à un moindre degré. Je n'ai du moins rencontré jusqu'ici qu'un seul cas dans lequel le travail de mortification ait envahi les deux fesses simultanément et à peu près avec la même intensité » (1).

---

(1) Charcot. — *Note sur la formation rapide d'une eschare à la*

Dans le cas auquel M. Charcot fait allusion, il s'agissait d'un homme de 72 ans, frappé d'hémiplégie gauche sans contracture, à la suite d'un ramollissement blanc du centre ovale. Le cinquième jour, une large plaque violette se développa sur chaque fesse et le malade mourut le même jour.

La formation d'eschares fessières bilatérales, dans l'hémiplégie grave, est un phénomème assez fréquent. Sur les 21 cas d'eschares rapides rapportés dans le travail de M. Charcot, cinq fois les deux fesses ont été affectées. Nous en avons observé cette année deux exemples.

OBSERVATION VIII. — Femme âgée de 70 ans, frappée d'apoplexie le 22 mai 1882. A l'examen de la malade, on constate une hémiplégie gauche, avec rotation conjuguée de la tête et des yeux vers le côté droit. Le 25 *mai*, on remarque une rougeur et un soulèvement de l'épiderme sur la fesse gauche. Le 26, le derme est à nu à ce niveau : *rougeur de la fesse droite.* Le 27 *mai*, l'eschare fessière gauche mesure 7 centimètres de longueur sur 5 centimètres de largeur. A droite, décollement de l'épiderme, sur une étendue de 3 centimètres. — Mort le 28 *mai*.

AUTOPSIE. — On trouve une large plaque de ramollissement cortical dans la zone motrice de l'hémisphère droit, et, de plus, une plaque jaune ancienne et ocreuse sur la moitié antérieure des circonvolutions de l'insula.

OBSERVATION IX. — Un homme âgé de 65 ans fait une chute d'un deuxième étage, le 22 juin 1882. Coma : hémiplégie droite. Le 26, on observe sur la fesse droite une plaque érythémateuse, parsemée de phlyctènes. Le 30 *juin*, une plaque érythémateuse semblable se produit sur la fesse gauche. — Mort le 10 *juillet*.

AUTOPSIE. — On constate une hémorrhagic sus-méningée, siégeant entre la dure-mère et le crâne du côté gauche, produite par une rupture de l'artère méningée. Enorme caillot comprimant très fortement l'hémisphère gauche, et particulièrement la portion motrice de cet hémisphère.

---

fesse, du côté paralysé, dans l'hémiplégie récente de cause cérébrales. In. *Archives de physiologie*, 1868, t. I, p. 308.

Il est possible que d'autres troubles trophiques ou vaso-moteurs puissent se produire à la fois dans les deux membres inférieurs, consécutivement à une lésion unique du cerveau. Quelquefois, les deux membres inférieurs deviennent œdémateux ou plus chauds qu'à l'état normal, mais ce sont là des faits complexes dont nous préférons ne pas nous occuper pour le moment.

D. Exagération du réflexe rotulien. — Tous les auteurs qui se sont occupés de la valeur séméiologique des réflexes dits tendineux, MM. Westphal, Erb, Charcot, Petitclerc, etc., considèrent l'exagération du réflexe rotulien comme un des signes les plus communs de l'hémiplégie d'origine cérébrale. En général, le réflexe rotulien est exagéré seulement du côté paralysé, mais il n'est pas rare qu'il le soit aussi du côté prétendu sain. M. Brissaud, qui a soigneusement étudié cette question (1), est même arrivé à penser que toujours, chez les hémiplégiques, le réflexe rotulien était plus brusque qu'à l'état normal du côté opposé à l'hémiplégie. Tous les autres caractères indiqués par le tracé graphique (amplitude, durée, forme de la contraction), ne sont modifiés que du côté paralysé. Seule, la durée du temps perdu serait raccourcie du côté sain. Ainsi, tandis que, chez les individus bien portants, le temps réflexe oscille entre $\frac{48}{1000}$ et $\frac{52}{1000}$ de seconde, le temps réflexe du côté sain, chez un hémiplégique, oscille entre $\frac{38}{1000}$ et $\frac{42}{1000}$ de seconde, ce qui fait dire à M. Brissaud : « que la réflectivité médullaire est plus prononcée des deux côtés, chez les hémiplégiques, et que le côté sain n'est pas tout à fait sain. » (*loc. cit.* p. 100).

M. Pitres a fait sur les caractères du réflexe rotulien chez les hémiplégiques des recherches cliniques dont il

---

(1) Brissaud. — *Recherches anatomo-pathologiques et physiologiques sur la contracture permanente des hémiplégiques.* Paris, 1880.

a indiqué les résultats à son cours. Sur 70 hémiplégiques chez lesquels il a étudié le réflexe rotulien,
53 ont présenté une exagération de ce réflexe du côté
paralysé. Parmi ces 53 sujets, il s'en trouvait 28 chez
lesquels l'exagération du réflexe rotulien n'existait que
du côté hémiplégié, et 25 chez lesquels elle était bilatérale. Presque toujours, le réflexe, quand il était exagéré
des deux côtés, était encore plus brusque et plus ample
du côté paralysé que du côté opposé. Sept fois, cependant, l'exagération paraissait être égale pour les deux
côtés.

Nous avons nous-même observé un cas assez remar-
quable d'exagération du réflexe rotulien du côté sain,
chez un malade, Bernard Pierre, frappé d'hémiplégie
droite, de l'observation duquel nous donnerons plus loin
un résumé sommaire (Obs. XII). Chez ce malade, l'exagération du réflexe rotulien gauche, sans atteindre celle du
côté droit, qui se traduisait par huit ou neuf oscillations
de la jambe, pour une seule excitation (percussion simple
du tendon), était cependant suffisante pour provoquer
une extension brusque et presque complète de la jambe
sur la cuisse.

Ici, se présente une question dont la solution a une
certaine importance pour l'appréciation de la valeur
séméiologique de l'exagération des réflexes tendineux.
A quelle époque de la maladie commence à se mani-
fester cette exagération ?

On a cru pendant quelque temps que le signe de
Westphal était l'indice d'une dégénération secondaire
actuelle ou imminente. On pensait alors qu'il survenait
quelques semaines après l'ictus apoplectique et qu'il
précédait immédiatement l'apparition de la contracture
tardive, dont il était l'avant-coureur. Cette opinion ne
doit plus être considérée comme absolument exacte. Le
signe du tendon peut se montrer dès le début des acci-

dents cérébraux. Westphal (1) l'a constaté, dans un cas, une heure après l'attaque d'apoplexie. Claus a observé le même fait dès le premier jour de la maladie et Seppilli 18 heures après l'ictus apoplectique. Nous avons également trouvé le réflexe rotulien très notablement exagéré, du côté hémiplégié, 36 heures après le début de la maladie.

Dans les cas où l'exagération du réflexe est bilatérale, elle peut aussi se produire dès le début des accidents cérébraux, et simultanément des deux côtés. C'est ce ·qui semble du moins ressortir des deux observations suivantes :

OBSERVATION X. — Homme, 36 ans, atteint d'hémiplégie droite d'origine syphilitique. Examiné 24 heures après l'ictus apoplectique. Ce malade présente une exagération très manifeste du réflexe tendineux rotulien des deux côtés. Au bout de quelque temps, sous l'influence d'un traitement approprié, les phénomènes paralytiques se dissipent ; le malade recouvre tous ses mouvements, et il marche tout aussi bien qu'avant l'accident. Trépidation épileptoïde du pied droit. Un an après, sur ce malade observé de nouveau, quoique ne présentant plus aucun signe de paralysie, on constate toujours la même exagération des réflexes rotuliens des deux côtés. De plus, on peut encore provoquer chez lui la trépidation épileptoïde du pied droit.

OBSERVATION XI. — Dejean Pierre, âgé de 33 ans, entre à l'hôpital Saint-André, le 21 décembre 1882. Antécédents héréditaires nuls. Comme antécédents personnels, syphilis dont les premiers accidents remontent à 1870. Ce malade a été frappé, 36 heures avant son arrivée à l'hôpital, d'une monoplégie complète du membre inférieur droit.

Examiné, dès son entrée dans le service. Voici ce que l'on constate : le membre inférieur droit, à l'état de demi-flaccidité, est inerte. Le membre supérieur du même côté a conservé sa motilité, et la pression de la main droite, au dynamomètre, fournit 41, comme la main gauche. Cependant, on observe pour ce membre un peu de gêne, lorsque le malade écrit, ou qu'il doit se servir en même temps de ses deux membres

---

(1) Westphal. — *Berliner klinische Wochenschrift.* 1878.

supérieurs pour exécuter certains travaux. Aucun trouble à signaler, ni à la face, ni aux membres du côté gauche. Le réflexe tendineux rotulien est exagéré à droite et à gauche, où pourtant cette exagération est moindre. Trépidation épileploïde du pied droit seulement. Pas d'autre anomalie. Pas de contracture.

L'origine syphilitique de ces accidents étant reconnue, on prescrit au malade un traitement approprié. Sous son influence, la paralysie du membre inférieur droit se dissipe rapidement, si bien que Dejean quitte l'hôpital le 31 décembre, pouvant se tenir debout et marcher tout aussi aisément qu'avant. A ce moment, les réflexes rotuliens sont encore exagérés des deux côtés, et il existe au pied droit une légère trépidation épilep-. toïde.

Il ressort clairement, croyons-nous, des faits qui viennent d'être exposés que le réflexe rotulien est souvent sinon toujours exagéré du côté opposé à l'hémiplégie et que, dans le cas où cette exagération est bilatérale, elle peut se montrer simultanément aux deux membres inférieurs à la fois, et cela dès le début des accidents cérébraux.

E. Trépidation épileptoïde. — La trépidation épileptoïde, qui appartient peut-être au même groupe symptomatique que le réflexe tendineux, est assez fréquente dans les membres du côté hémiplégié. Elle peut se montrer aussi du côté opposé, mais elle n'y a été observée que dans le membre inférieur.

M. Westphal est le premier auteur qui ait décrit la trépidation provoquée du pied (1) du côté sain, en apparence, dans l'hémiplégie d'origine cérébrale. M. Déjerine l'a l'a décrite un peu plus tard avec plus de détails (2). « Chez

____

(1) Westphal. — *Ueber einige Bewegungs-Erscheinungen an gelühmten Gliedern. In Archiv. für Psychiatrie und Nervenkrankheitein* Bd. V. 1875. Page 811.

(2) Déjerine. — *Sur l'existence d'un tremblement réflexe du membre non paralysé chez certains hémiplégiques. Comptes-rendus de l'Académie des sciences,* 20 mai 1878.

certains hémiplégiques, dit-il, qui, au premier abord, ne diffèrent en rien des hémiplégiques ordinaires, on détermine dans le membre du côté sain, par la flexion du pied sur la jambe, un tremblement réflexe, en tous points analogue à celui qui existe dans le membre inférieur du côté paralysé. » Sur 15 malades, en effet, atteints d'hémiplégie vulgaire, durant depuis deux à trois ans, portant uniquement sur la motilité, et très prononcée, il a rencontré cinq fois le tremblement réflexe du côté sain, en même temps que celui du côté paralysé.

Nous possédons quatre faits analogues que nous allons résumer.

Observation XII. — Bernard Pierre, âgé de 36 ans, sans antécédents héréditaires ni personnels, est frappé, en février 1880, d'une hémiplégie droite totale et complète, avec aphasie.

Celle-ci se dissipe au bout de six semaines, et, quelque temps après, les forces reviennent dans les membres atteints qui recouvrent en partie leur motilité. En juin 1881, apparition de contracture secondaire dans ces membres, dont les fonctions dès ce moment sont de plus en plus compromises. Bernard entre alors à l'hôpital Saint-André, dans le service de M. Pitres, le 3 juin 1882. A l'examen, il présente les signes suivants : les traits, la langue et le voile du palais sont légèrement déviés. Le membre supérieur droit, siège d'une contracture assez forte, est en demi-flexion. Contracture très forte du membre inférieur du côté correspondant, qui est en extension. Le malade peut encore écrire, quoique très mal, et marcher, malgré la raideur du membre inférieur droit. Mouvements associés involontaires manifestes, surtout pour le membre supérieur droit. Les membres du côté gauche sont sains. Pas de trouble de la sensibilité. Gêne légère de la prononciation. Le réflexe tendineux rotulien est très exagéré à droite; il l'est aussi à gauche. (Voir plus haut les détails qui en ont été donnés à propos du même malade.) On peut provoquer facilement la trépidation épileptoïde du pied droit et de la main du même côté. Ce phénomène se produit également au pied gauche, mais avec moins d'intensité que du côté opposé. On ne peut pas le provoquer à la main gauche.

Observation XIII. — Dupeu, âgé de 66 ans, actuellement à l'hospice général de Pélegrin, où nous l'avons examiné, est,

depuis environ un an et demi, atteint d'une hémiplégie gauche
totale. Les deux membres de ce côté sont contracturés, mais le
membre supérieur l'est plus fortement que le membre inférieur,
qui est fixé en extension. Les membres du côté droit sont sains
et ne présentent pas de troubles fonctionnels bien appréciables.
Le malade peut actuellement marcher, en s'appuyant sur une
chaise qu'il fait glisser devant lui. Malgré que la contracture
secondaire du membre inférieur gauche existât déjà depuis
longtemps, Dupeu est pourtant resté sans pouvoir quitter le lit,
jusqu'à ces derniers temps. Le réflexe tendineux rotulien est
normal à droite. Trépidation épileptoïde ; sa recherche dans
le membre inférieur et dans le membre supérieur gauches
reste sans résultat; en revanche, on peut provoquer le « phénomène du pied » à droite, c'est-à-dire du côté opposé à l'hémiplégie.

Cette observation, on le voit, ne présente pas, comme la
précédente, un exemple de l'existence, des deux côtés à
la fois, de la trépidation épileptoïde, puisque celle-ci ne
peut être provoquée que du côté droit. Mais, comme le
côté où elle existe est précisément le côté prétendu sain,
il nous semble que ce fait a le droit d'être consigné à
cette place.

OBSERVATION XIV. — Boud..., âgé de 57 ans, est frappé
d'hémiplégie droite, sans aphasie, depuis 5 ans. On observe
chez lui une contracture secondaire légère des membres du
côté droit. La trépidation épileptoïde, très forte à droite, existe
plus faible à gauche, mais cependant à un degré très appréciable. Pas de contracture appréciable du membre inférieur
gauche. Réflexe rotulien très exagéré à droite, exagéré seulement à gauche.

Nous avons vu plus haut que l'exagération du réflexe
tendineux peut apparaître dès le début de la maladie,
non seulement lorsque cette exagération est unilatérale, mais encore lorsqu'elle est bilatérale. Or, ce qui
est vrai pour le réflexe tendineux, l'est aussi pour la
trépidation épileptoïde. L'observation de Dejean, dont
nous avons donné plus haut le résumé, montre, en
effet, que le « phénomène du pied » existait, d'une façon

très accusée, chez le malade, 36 heures après le début des accidents cérébraux. Un autre malade du service de M. Pitres, observé en même temps, présentait, trois jours après l'attaque de l'hémiplégie, le même phénomène, quoiqu'à un degré plus faible. Mais, dans ces deux cas, le phénomène. était unilatéral. L'observation que nous résumons ci-dessous montre que la trépidation épileptoïde bilatérale peut exister, elle aussi, peu de temps après le début'de la maladie.

OBSERVATION XV. — M. D..., 31 ans, a une attaque, le 7 octobre 1882. Examiné, pour la première fois, le 20 novembre, 43 jours par conséquent après le début des accidents, on constate une hémiplégie droite. totale et complète. Contracture très marquée du membre supérieur et du membre inférieur du côté droit. Pas de contracture dans les membres du côté gauche. M. D..., est dans l'impossibilité absolue de marcher, et même de se tenir debout; cependant, dans le lit, il exécute tous les mouvements voulus avec précision. Le réflexe tendineux rotulien est très exagéré des deux côtés. La trépidation épileptoïde, très forte dans le membre inférieur droit, est moins forte, mais très nette encore dans le membre inférieur gauche.

En résumé, la trépidation épileptoïde, fréquente dans le membre inférieur du côté paralysé, peut aussi se montrer dans le membre inférieur du côté opposé à l'hémiplégie. Elle peut survenir tardivement avec la contracture secondaire, ou se montrer très peu de temps après le début des accidents cérébraux.

F. Contracture secondaire. — La contracture secondaire n'est pas toujours exclusivement limitée aux membres du côté hémiplégié. Dans la grande majorité des cas, elle n'existe, il est vrai, que dans les membres du côté opposé à la lésion cérébrale. Mais, il arrive chez quelques sujets qu'elle se montre à la fois sur le membre supérieur du côté paralysé et sur les deux membres inférieurs. Les cas de ce genre sont relativement rares, ils ont été cependant observés par quelques auteurs.

En 1869, M. Hallopeau présentait, à la Société d'anatomie (1), l'observation d'une malade, septuagénaire, atteinte depuis son enfance d'une hémiplégie gauche. Les membres de ce côté étaient toujours restés moins volumineux que ceux du côté opposé. — Dans les dernières années de sa vie (en 1865), cette malade était atteinte d'une raideur d'abord passagère, puis permanente des membres du côté gauche. Quelques mois plus tard, la contracture s'étendait aux membres du côté droit, de sorte, qu'à la fois, les quatre membres étaient contracturés. — A l'autopsie, on constatait l'existence d'un kyste du lobe pariétal droit, ayant détruit la portion moyenne de l'hémisphère et une partie du corps strié. En outre, le pédoncule cérébral droit était notablement moins volumineux que le gauche, et on remarquait la même disproportion entre les deux moitiés de la protubérance, les deux pyramides, les cordons antéro-latéraux de la moelle, sans que cependant on constatât, dans aucunes de ces parties, de teinte grisâtre appréciable. — L'examen microscopique ne révélait dans les pyramides atrophiées aucune lésion anatomique. A la portion cervicale de la moelle épinière, on trouvait une sclérose diffuse de la substance blanche, sclérose disparaissant presque entièrement à la région dorsale, sauf dans une partie des cordons latéraux, mais se montrant de nouveau, et plus considérable encore à la portion lombaire. Enfin, la substance grise de la région dorsale était creusée de nombreuses lacunes.

M. Brissaud (2) qui, dans sa thèse, attire l'attention sur ce fait de la contracture du membre inférieur du côté opposé à l'hémiplégie, en rapporte plusieurs observations, dont deux avec autopsie démontrant que la contracture

---

(1) Hallopeau. — *Kyste du cerveau. Sclérose diffuse de la moelle épinière*. In. *Bulletin de la Société anatomique*, etc. Août 1869.

(2) Brissaud. — *Loc. cit.*, page 76.

bilatérale peut être la conséquence de lésions unilatérales du cerveau (obs. X, page 175 et obs. XI, page 179).

M. Pitres a publié deux cas du même genre (*Soc. de biol.* 1880 et *Soc. anat,* 1881), également suivis d'autopsie, et, tout récemment, M. Ch. Féré (1) a relaté une observation clinique, sans autopsie, fournissant un nouvel exemple de contracture bilatérale des deux membres inférieurs dans le cours d'une hémiplégie cérébrale. Nous pouvons citer deux observations inédites se rapportant au même ordre de faits.

OBSERVATION XVI. — Femme Lap..., 87 ans ; hémiplégie droite depuis un an ; démence sénile très prononcée.

L'hémiplégie est totale (face et membres) et complète. Le membre supérieur droit est très fortement contracturé; celui du côté gauche est sain. Membres inférieurs : contracture considérable du membre inférieur droit; contracture moins forte du gauche. Tous les deux sont dans l'extention modérée. La malade ne peut leur faire exécuter aucun mouvement volontaire. Pas de trépidation épileptoïde.

OBSERVATION XVII. — Enfant, âgé de 8 ans, frappé de convulsions à l'âge de 4 mois et demi, avec hémiplégie spasmodique de l'enfance. A l'examen tout récemment fait de ce malade, on constate qu'il n'existe pas d'asymétrie faciale. Le membre supérieur gauche, beaucoup plus faible que le droit, est légèrement contracturé; cependant, l'enfant peut encore exécuter quelques mouvements. Les membres inférieurs présentent une contracture bilatérale considérable, si bien qu'au premier aspect on croit avoir affaire avec un malade atteint de tabes spasmodique. Il en résulte que la marche est absolument impossible. Pourtant, la contracture prédomine manifestement dans le membre inférieur gauche. Pied-bot varus équin très prononcé. Réflexe rotulien très exagéré des deux côtés. Pas de trépidation épileptoïde.

Il serait très intéressant de savoir d'une façon précise, si, dans les cas où la contracture se produit dans les deux membres inférieurs, elle se développe en même temps

---

(1) Ch. Féré. — *Note sur un cas d'hémiplégie avec paraplégie spasmodique.* In. *Archives de Neurologie,* n° 10, 1882, p. 61.

sur les deux, ou si elle commence à se produire dans le membre du côté paralysé pour s'étendre ensuite à celui du côté opposé. M. Brissaud semble penser que l'envahissement est progressif et que la contracture, d'abord hémiplégique, ne gagne que plus tardivement le membre inférieur du côté sain. Les documents que nous possédons aujourd'hui ne nous paraissent pas suffisamment précis pour permettre de porter sur ce point un jugement définitif.

Nous venons d'énumérer les principaux symptômes qui peuvent se montrer chez les hémiplégiques dans les membres du côté opposé à l'hémiplégie. Il convient maintenant de chercher à expliquer le mécanisme par lequel une lésion unilatérale du cerveau peut retentir sur les deux côtés du corps, et donner lieu à des phénomènes moteurs ou trophiques siégeant à la fois sur les membres du côté opposé à la lésion cérébrale et sur ceux du côté correspondant.

Tous les symptômes que nous venons de passer en revue n'ont pas la même signification pathogénique. La diminution des forces dans les membres du côté correspondant à la lésion cérébrale se produit dans tous les cas d'hémiplégie ; elle est vraisemblablement le résultat d'un trouble purement fonctionnel du système nerveux central, dont les diverses parties sont tellement solidaires que la lésion de l'une quelconque d'entre-elles retentit nécessairement, dans une certaine mesure, sur le fonctionnement de toutes les autres.

L'exagération bilatérale des réflexes rotuliens est peut-être aussi le résultat d'une modification purement fonctionnelle de l'excitabilité médullaire. Mais les troubles permanents de la motilité des membres inférieurs, la contracture secondaire bilatérale de ces membres, sont certainement liés à des altérations organiques. M. Hallopeau suppose que les dégénérations secondaires de la moelle peuvent être le point de départ de myélites diffuses et que la contracture, limitée aux membres du côté opposé à la lésion cérébrale tant que la sclérose médullaire reste nettement systématisée, peut s'étendre aux membres du côté opposé quand les altérations de la moelle, s'étendant au delà du cordon latéral primitivement affecté, gagnent de proche en proche les parties voisines et atteignent finalement l'autre cordon latéral.

Il est possible que les choses se passent quelquefois de la façon indiquée par M. Hallopeau. Mais, il est certain aussi que le mécanisme invoqué par cet auteur n'est pas le seul qui puisse déterminer l'apparition de troubles bilatéraux de la motilité dans les deux membres inférieurs. Il résulte, en effet, des observations publiées par M. Pitres, que la sclérose secondaire de la moelle n'est pas toujours limitée aux régions indiqués par Türck, c'est-à-dire dans la partie interne du cordon antérieur du côté correspondant à la lésion cérébrale et dans la partie postérieure du cordon latéral du côté opposé. C'est là, il est vrai, le cas le plus fréquent, mais quelquefois la dégénération descendante qui succède à une seule lésion cérébrale occupe symétriquement les deux cordons latéraux de la moelle, avec ou sans participation du cordon de Türck. Tantôt alors la lésion est égale des deux côtés, tantôt elle est plus marquée d'un côté que de l'autre, mais dans les deux cas elle est et reste systématique, c'est-à-dire qu'elle porte exclusivement sur la portion des cordons médullaires qui renferme le faisceau pyramidal.

L'étude des dégénérations descendantes de la moelle démontre, par conséquent, que la distribution des fibres du faisceau pyramidal ne se fait pas chez tous les sujets d'une manière identique et invariable. M. Flechsig a insisté, en 1876, sur les variétés nombreuses que peut présenter l'entrecroisement des pyramides ; il a montré que la décussation des fibres du faisceau pyramidal était très irrégulière, mais ses recherches ont porté uniquement sur les variations dans les rapports de volume du faisceau direct (cordon de Türck) et du faisceau croisé (cordon latéral), et M. Flechsig ne signale nulle part, ni dans son premier ouvrage (1), ni dans le mémoire qu'il a publié plus tard sur les lésions systématiques de la moelle (2), la possibilité d'un entrecroisement disposé de telle sorte que les fibres de l'une des pyramides antérieures se prolongent dans les deux cordons latéraux de la moelle. Il est certain, aujourd'hui, qu'une seule lésion cérébrale peut donner lieu à des dégénérations secondaires occupant dans la moelle une topographie variable. Tantôt la dégénération n'est apparente que dans le cordon latéral du côté opposé à la lésion cérébrale (Türck) ; tantôt elle occupe à la fois le cordon latéral opposé et la portion interne du cordon antérieur correspondant (Türck) ; tantôt, enfin, elle siège sur les deux cordons latéraux (Pitres).

La connaissance de ces diverses formes de dégénération descendante peut rendre compte, dans une certaine mesure, de la distribution variable des symptômes moteurs dépendant d'une lésion cérébrale. On admet généralement que l'action des hémisphères cérébraux est croisée, c'est-à-dire que l'hémisphère droit préside à la motilité volontaire du côté gauche du corps et *vice versa*. Cela est vrai dans la majorité des cas, parce que, chez la plupart des sujets, l'entrecroisement des faisceaux pyramidaux se fait d'après le type décrit par Türck, dans lequel toutes les fibres du cordon latéral d'un côté passent dans la pyramide du côté opposé. Mais cela n'est pas exact d'une façon absolue et générale, parce que, chez quelques sujets, l'entrecroisement des

---

(1) Flechsig. — *Die Leitungsbahnen im Gehirn ünd Rückenmark der Menschen*. Leipzig, 1876.

(2) *Ueber systemerkrankungen im Ruckenmark*. In. *Archiv. der Heilkunde*. T. XVIII.

faisceaux pyramidaux est incomplet, et que chez eux les
fibres provenant du cordon latéral d'un côté de la moelle
ne passent pas toutes dans la pyramide du côté opposé.
Qu'une lésion de la région motrice du cerveau survienne
chez les premiers, les symptômes moteurs qui en dépendent seront exclusivement limités au côté opposé du
corps. La même lésion survenant chez les seconds pro-
voquera des troubles bilatéraux et permanents de la motilité. De fait, dans les six observations de sclérose secondaire bilatérale de la moelle publiées par M. Pitres,
nous trouvons deux malades atteints de contracture permanente des deux membres inférieurs, et, chez les
quatre autres, il y avait eu perte définitive ou très pro-
longée de la faculté de marcher.

Ces considérations ne s'appliquent, bien entendu,
qu'aux membres inférieurs. Le membre supérieur, du
côté correspondant à la lésion cérébrale, ne présentant
jamais de contracture secondaire ni d'autres troubles
graves et permanents de la motilité volontaire, il y a
lieu de supposer que les fibres du faisceau pyramidal
qui lui sont destinées s'entrecroisent toujours d'une façon régulière.

PARIS. — IMP. V. GOUPY ET JOURDAN, RUE DE RENNES, 71